possède-t-elle, oui ou non,

UN VERBE TRANSITIF

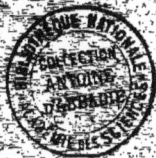

V. STEMPF

Traduit de l'allemand avec quelques modifications

~~~

Bordeaux, le 24 Décembre
1890

La langue basque possède-t-elle,
oui ou non,
un verbe transitif?

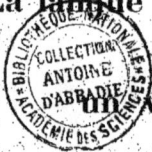

De nombreuses grammaires basques, et particulièrement celle du R. P. Larramendi, prétendent qu'en basque, le participe passé est fréquemment employé comme infinitif présent.

Guillaume de Humboldt, dans ses « Corrections et additions au Mithridates » de A. Vater (Berlin, 1817), s'occupe principalement du dialecte guipuzcoan et dit que les formes verbales en -*tu* sont les infinitifs de ce dialecte, tandis qu'en labourdin, ces infinitifs se termineraient en -*tea* et -*tcea*. (P. 10, § 11 et p. 41, § 19.)

Depuis lors, on a accepté comme règle que dans tous les dialectes, la terminaison -*tu* caractérisait le participe passé et formait son infinitif en -*tee* (-*tze*), également dans tous les dialectes.

La lettre -*a*, ajoutée, est l'article défini qui, de l'infinitif, fait un substantif au nominatif singulier de la déclinaison définie. Ex. : *minzatu* = parlé, *minzatze* = parler, *minzatzea* = le parler.

Les infinitifs en -*te* appartiennent aux verbes dont le participe passé se termine en -*i* ou -*n*.

Ces règles admettant des exceptions, et un petit nombre de verbes en -*e*, -*l*, -*o*, etc., ne paraissant suivre aucune règle dans la formation de l'infinitif, on a pris l'habitude, lorsqu'on cite des verbes, de donner, non leurs infinitifs, mais bien leurs participes passés, qui permettent presque toujours de déterminer correctement l'infinitif, tandis que celui-ci ne laisse pas toujours reconnaître son participe passé avec la précision désirable.

C'est là peut-être une des raisons qui ont accrédité la légende du participe passé servant de variante à l'infinitif présent.

Il est à remarquer que la conjugaison basque ne combine son auxiliaire, obligatoirement, avec des participes qu'à l'indicatif, en les remplaçant généralement par des radicaux dans les autres modes.

Or, pour les verbes se terminant en -*n*, le radical et le participe passé n'ont qu'une seule et même forme, source de confusions fatales, quoique faciles à comprendre. Ainsi, dans :

> *ioan adi!* = va! (Dech. A 6. 4), *ioan* est un radical ;
> *ioan ezpaninz* = si je n'étais pas allé (Dech. F 8. 20), *ioan* est un participe passé ;
> *nahi du iaquin* = il désire savoir (Oih. Prov. 651) (Optatif), *iaquin* est un radical ;
> *eta ez iaquin non daten ostatuya!* = et ne point savoir où sera le gîte ! (Dech. C 7. 12), *iaquin* est un radical ;
> *iaquin vahu* = si tu l'avais su (Dech. F 8. 10), *iaquin* est un participe passé ;
> *ezpa eman ordayna* = si (vous) ne (voulez) pas donner de compensation (Dech. E 8. 5), *eman* est un radical ;
> *eman escuetara* = donné dans la main (Oih. Poés. S 47), *eman* est un participe passé.

Par contre :

> *eskentu du* (indicatif) = il l'a offert.
> *eskent hadi!* (impératif) = offre-toi !
> *galdu duke* (indicatif) = il l'aura perdu.
> *gal lezan* (subjonctif) = qu'il le perde.
> *ikhousi duzu* (indicatif) = vous l'avez vu.
> *aineza ikhous!* (votif) = puissé-je le voir !

On verra plus tard que les radicaux en -*n*, dans certaines circonstances, pourraient être interprétés comme participes passés, mais jamais on ne les prendra pour de vrais infinitifs.

Il y a pourtant dans les textes basques un nombre considérable de participes passés qui, combinés avec un des auxiliaires dits transitifs, n'offriraient de sens qu'en qualité d'infinitifs présents, si l'on ne se décidait à donner à cet auxiliaire une signification passive, en lisant par exemple :

> *Nic hura nola nahi nuque harc banença* **onhexi** (Dech. E 3. 3.) = *comme par moi elle (est aimée), désir serait eu par moi que je fusse aimé par elle,* — au lieu de traduire suivant les usages reçus : « comme moi (je) l'(aime), je désirerais qu'elle m'aimât » ; — ou bien
> *Guiçonec* **vei** *valiçate, eloy lite faltarie* (Dech. D 6. 9.) = *si elles étaient laissées (en repos) par les hommes, aucune*

faute par elles ne serait commise, — au lieu de l'interprétation beaucoup moins claire : « si les hommes les laissaient (tranquilles), elles (ou « ils? ») ne commettraient aucune faute ».

On a admis que le soi-disant nominatif actif se terminant en - *k* ou - *ek* (- *c* ou - *ec*) joue parfois le rôle d'un ablatif ou médiatif, et ne saurait, dans ce cas, trouver aucune autre explication. Ainsi :

verac ordenatuya (Dech. C 5. 12) = désignée par lui-même,
iangoycoac emanic (Dech. D 5. 12) = donné par Dieu.

Pourquoi cette interprétation ne serait-elle pas toujours appliquée dans ce cas, si elle permet de résoudre d'une manière satisfaisante certaines particularités encore inexpliquées de la conjugaison basque? Assurément, il en découlera cette conclusion que la langue basque ne possède **point de verbe transitif** et que l'auxiliaire « être » = *izate* doit jouer le principal rôle dans la conjugaison euskarienne.

On peut, en effet, reconnaître facilement que l'auxiliaire dit transitif est formé de la combinaison d'un radical *ukan, eduk* ou *euk,* toujours très contracté, avec les formes de l'auxiliaire intransitif *izan, izate.*

Qu'on veuille bien comparer :

PRÉSENT :

Model: *naiz ukan hik — je suis eu par toi.*

Groupe	#	Basque — Français	aux.	ukan	agent	être	eu	(par)
Naiz — je suis	1.	**Nauk** — tu m'as	naiz	ukan	hik	je suis	eu	par toi.
	2.	**Nau** — il, elle m'a	»	»	»	»	»	(lui, elle).
	3.	**Nauzu** — vous (s.) m'avez	»	»	zuk	»	»	vous (sing.).
	4.	**Nauzue** — vous (p.) m'avez	»	»	zuek	»	»	vous (plur.).
	5.	**Naute** — ils, elles m'ont	»	»	(-te)	»	»	(eux, elles).
Haiz — tu es	6.	**Haut** — je t'ai	haiz	»	nik	tu es	»	moi.
	7.	**Hau** — il, elle t'a	»	»	»	»	»	(lui).
	8.	**Haugu** — nous t'avons	»	»	guk	»	»	nous.
	9.	**Haute** — ils, elles t'ont	»	»	(te)	»	»	(eux).
Da — il, elle est	10.	**Daut** — je l'ai	da	»	nik	il est	»	moi.
	11.	**Dauk** — tu l'as	»	»	hik	»	»	toi.
	12.	**Dau** — il, elle l'a	»	»	»	»	»	(lui).
	13.	**Daugu** — nous l'avons	»	»	guk	»	»	nous.
	14.	**Dauzu** — vous (s.) l'avez	»	»	zuk	»	»	vous (s.).
	15.	**Dauzue** — vous (p.) l'avez	»	»	zuek	»	»	vous (p.).
	16.	**Dau(t)e (et dute)** — ils l'ont	»	»	(-t/e)	»	»	(eux).
Gare — nous sommes	17.	**Gaituk** — tu nous as	gare	ukan	hik	nous sommes	eus	par toi.
	18.	**Gaitu** — il, elle nous a	»	»	»	»	»	(lui).
	19.	**Gaituzu** — vous (s.) nous avez	»	»	zuk	»	»	vous (s.).
	20.	**Gaituzue** — vous (p.) nous avez	»	»	zuek	»	»	vous (p.).
	21.	**Gaitute** — ils, elles nous ont	»	»	(-te)	»	»	(eux).
Zare — vous (sing.) êtes	22.	**Zaitut** — je vous (s.) ai	zare	»	nik	vous (s.) êtes eu		moi.
	23.	**Zaitu** — il, elle vous (s.) a	»	»	»	»	»	(lui).
	24.	**Zaitugu** — nous vous (s.) avons	»	»	guk	»	»	nous.
	25.	**Zaitute** — ils, elles vous (s.) ont	»	»	(-te)	»	»	(eux).

Zarete — vous (p.) êtes.

26. **Zaituztet** — je vous (p.) ai	— zarete ukan nik	—				vous (p.) êtes eus par moi.
27. **Zaituzte** — il vous (p.) a	—	—	» »	»	» » » » (lui).
28. **Zaituztegu** — nous vous (p.) avons....	—	—	» » guk	—	» » » nous.
29. **Zaituztee** — ils vous (p.) ont............	—	—	» » (-te)	—	» » » (eux).
30. **Ditut** — je les ai.....................	— dire	—	» » nik	—	ils sont » » moi.
31. **Dituk** — tu les as......................	—	—	» » hik	—	» » » toi.
32. **Ditu** — il les a.......................	—	—	» » hik	—	» » » (lui).
33. **Ditugu** — nous les avons	—	—	» » guk	—	» » » nous.
34. **Dituzu** — vous (s.) les avez............	—	—	» » zuk	—	» » » vous (s.).
35. **Dituzue** — vous (p.) les avez...........	—	—	» » zuek	—	» » » vous (p.).
36. **Dituzte** — ils les ont....................	—	—	» » (-te)	—	» » » (eux).

Dire — ils, elles sont .....

Dans ces 36 formes, les premières lettres représentent le verbe auxiliaire intransitif et renferment, par conséquent, le sujet de la proposition, c'est-à-dire un *nominatif.* — Aussi, pour quelle raison le sujet serait-il, sans nécessité, renvoyé à la fin et le régime direct placé au commencement?

Les pronoms de première et seconde personne, dont les initiales sont suffixées à un certain nombre des formes précitées, correspondent aux soi-disant nominatifs actifs : *nik, hik, guk, zuk* et *zuek,* qui, fréquemment, accompagnent le verbe et font ainsi double emploi. — Or, en assignant à ces pseudo-nominatifs leur véritable valeur d'ablatifs, on devra également considérer comme ablatifs les pronoms suffixés au verbe auxiliaire.

A la troisième personne du singulier et du pluriel (nos 2, 5, 7, 9, 12, 16, 18, 21, 23, 25, 27, 29, 32 et 36), ces ablatifs ne sont point marqués par des suffixes pronominaux, dont l'absence devait surprendre tant qu'on voyait en eux des nominatifs; mais la déclaration : « que la troisième personne indifférente était reconnaissable à l'absence de tout pronom » n'expliquait rien.

En réalité, le nominatif se trouve placé au **commencement** des formes verbales déjà citées, et le verbe auxiliaire a un sens **passif.**

Ainsi, *du, deu, dau* ne signifie point : « il (ou elle) l'a », mais bien : « il (ou elle) est eu (eue) », sans' que l'indication « par qui » soit indispensable. Pour la faire connaître, on ajoute les pronoms : *-t, -k, -gu, -zu* et *-zue*. — De cette façon on obtient, par exemple, du verbe *ekarri* = porté, *ekarte* et *ekartze* = porter, apporter, radical *ekar* = idée de l'action exercée ou subie de porter, les formes suivantes :

> *dakar (da-ekar)* = il est porté,
> *nakarzu (naiz-ekar-zu)* = je suis porté par vous,
> *zakart (zare-ekar-t)* = vous (sing.) êtes porté par moi.

Désire-t-on désigner une *troisième* personne comme ablatif, on en exprime le nom, le titre, etc., en y suffixant la terminaison *-(e)k*, ou bien on joint au verbe le pronom démonstratif muni de la même désinence. La langue basque ne paraît pas posséder de pronom personnel pour la troisième personne.

> *harc ene eztu axolic* = par elle il n'est pas eu de préoccupation de moi = elle n'a pas de préoccupation à mon sujet (Dech. E 6. 10).
> *guiçon hunec oray nuya heben laydoz veteren* = par cet homme, à présent serai-je eue ici de honte dans le remplir = cet homme me couvrira-t-il à présent ici de honte? (Dech. E 7. 20). — *Nuya* = *nu* = je suis eu(e), -*y*- intercalé et -*a* = interrogation; *veteren* = participe futur de *vete* = remplir.
> *articarrac bercetaric abantailla; darama* = par l'étoile du matin sur les autres l'avantage est emporté = l'étoile du matin remporte l'avantage sur les autres (étoiles). — *Darama* = troisième personne du singulier du présent de l'indicatif de *eraman* = emmené, enlevé, *eramate* = emmener = causatif de *eman*, *ema(i)te* = donner. — *Da-erama(n)*. (Dech. E 3. 21)
> *beqhatuyac vqhenen du punicione* = par le pêcheur, il sera eu punition = le pêcheur aura punition (Dech. A 5. 20/21).
> *eta bascoec, bercec beçala, duten cerbait doctrina* = et par les Basques, comme par les autres, qu'il soit eu par une pluralité quelque doctrine = et (pour) que les Basques, comme les autres (peuples) possèdent quelque doctrine (Dech. A 3. 25/26). — *Duten* = *dute* = *daue* (n° 16 du paradigme) et -*n* = dass.

Il est bien entendu que les 36 formes citées sont choisies parmi celles des variantes en usage, qui facilitaient le plus le développement de la thèse proposée dans ce travail. Que *daut*, par exemple, soit devenu *dut* par la chute de l'- *a* -, *dot* par contraction, et même *det*, n'a, ici, aucune importance.

A la fin des formes n°ˢ 1, 11, 17 et 31, la lettre - *h* de *hik* se durcit et devient - *k*. Pour les n°ˢ 6, 10, 22, 26 et 30, le pronom personnel de la première personne du singulier serait aujourd'hui *nik*; il n'en existe plus commençant par un - *t*.

La syllabe - *te* du pluriel de la troisième personne, n°ˢ 5, 9, 16, 21, 25 à 29 et 36, n'est point un pronom, mais seulement un signe de pluralité, rappelant, suivant Mahn, les pluriels connus en - *eta*. Il faut également voir un signe de pluralité dans le - *z* - intercalé dans les formes n°ˢ 26 à 29 et 36.

La forme primitive du pluriel de la deuxième personne (n°ˢ 3, 14, 19, 22 à 25 et 34, ainsi que *zare*) servant d'interpellation courtoise adressée à une seule personne, comme « vous » en français, la langue basque a fabriqué, pour exprimer une pluralité réelle, une deuxième forme du pluriel. Voir n°ˢ 4, 15, 26 à 29 et 35, aussi *zarete*.

Une particularité frappante de la langue euskarienne, c'est qu'il n'y est pas permis que dans aucune forme verbale, le pronom d'une seule et même personne soit représenté simultanément au nominatif et à l'ablatif (ou, si l'on préfère, à l'accusatif et au nominatif), de sorte que les formes *naut*, *hauc*, etc., ne sauraient exister.

L'IMPARFAIT se construit de la façon suivante :

Nintzen — j'étais ....

		nintze(n) ukan hik n —	j'étais eu par toi.
37. **Nintukan** — tu m'avais.........	—	» » »	» » » (lui).
38. **Nintuen** — il m'avait...........	—	» » »	» » » vous (s.).
39. **Nintuzun** — vous (s.) m'aviez ...	zuk	» » »	» » » vous (p.).
40. **Nintuzuen** — vous (p.) m'aviez ..	zuek	» » »	» » » (eux).
41. **Nintuzten** — ils m'avaient	(te)	» » »	tu étais eu .. moi.

(H)intzen — tu étais ...

42. **(H)indudan** — je t'avais	(h)intze(n) nik	» » »	(lui).
43. **Hinduen** — il t'avait	»	» » »	nous.
44. **Hintugun** — nous t'avions.......	guk	» » »	(eux).
45. **Hintuzten** — ils t'avaient.......	(-te)	» » »	eu était.

Zen — il, elle était.

46. **Nuen** — je l'avais.............	nik ukan n —	par moi	eu était.
47. **Huen** — tu l'avais.............	hik	»	toi
48. **Zuen** — il l'avait.............	z?	»	lui
49. **Ginuen** — nous l'avions.........	guk	»	nous
50. **Zinuen** — vous (s.) l'aviez.......	zuk	»	vous (s.)
51. **Zinuten** — vous (p.) l'aviez......	zuek	»	vous (p.)
52. **Zuten** — ils l'avaient...........	z? (-te) »	»	eux

Giñen — nous étions...

53. **Ginduzugun** — tu nous avais.........	giñen ukan hik n —	nous étions eus par toi.
54. **Ginduen** — il nous avait.........	»	» » » (lui).
55. **Ginduzun** — vous (s.) nous aviez...	zuk	» » » vous (s.).
56. **Ginduzuen** — vous (p.) nous aviez ..	zuek	» » » vous (p.).
57. **Ginduzten** — ils nous avaient......	(-te)	» » » (eux).

Ziñen — vous (s.) étiez.

58. **Zinitudan** — je vous (s.) avais.......	ziñen nik	vous (s.) étiez eu par moi.
59. **Zintuen** — il vous (s.) avait.......	»	» » » (lui).
60. **Zintugun** — nous vous (s.) avions....	guk	» » » nous.
61. **Zintuzten** — ils vous (s.) avaient....	(-te)	» » » (eux).

		zînete(n) ukan nik	n	— vous (p.) étiez eus par moi.
zîneten — vous (p.) étiez	62. **Zintuztedan** — je vous (p.) avais....	—	»	» » (lui).
	63. **Zintuzten** — il vous (p.) avait......	—	»	» » nous.
	64. **Zintuztegun** — nous vous (p.) avions.	— guk	»	» » »
	65. **Zintuzteten** — ils vous (p.) avaient..	— (-te)	»	» » (eux).
	66. **Nitùen** — je les avais...............	nik ukan	n	par moi	eus étaient.
	67. **Hitùen** — tu les avais...............	hik	»	» toi	» »
	68. **Zitùen** — il les avait..............	z?	»	» lui	» »
ziren — ils, elles étaient.	69. **Gintùen** — nous les avions............	guk	»	» nous	» »
	70. **Zintùen** — vous (s.) les aviez........	zuk	»	» vous (s.)	» »
	71. **Zintuzten** — vous (p.) les aviez.......	zuek	»	» vous (p.)	» »
	72. **Zituzten** — ils les avaient...........	z? (-te)	»	» eux	» »

Ce temps est également formé d'une façon régulière au moyen de l'imparfait de l'auxiliaire intransitif; il n'y a d'irrégularité qu'à la troisième personne, n°s 46 à 52 et 66 à 72 : le nominatif « il », elle » n'est pas exprimé, et l'ablatif est placé au commencement. Les exemples suivants fournissent la preuve que les initiales des 14 formes sont réellement des ablatifs :

(Dech. E 8. 17) *Nic ycharren* **nuyen** *gauça davamaçu çureguila* = La chose qui de moi le plus nécessaire de moi était eue, est enlevée par vous avec vous = Vous enlevez avec vous la chose dont j'avais le plus besoin.

(Oih. Poés. 19. 9) *Alcazen davote nic* **nuen** *maitena* = La plus chérie de moi de moi qui était eue, elle est à moi dans l'enlever par (eux) une pluralité = ils m'enlèvent celle que j'aimais le plus.

Dans les n°s 48, 52, 68 et 72 avec l'ablatif (et le nominatif sous-entendu) de la troisième personne, on pourrait être tenté de lire le *z-* comme nominatif et de considérer l'ablatif comme absent, si le dialecte biscayen, par la suppression de ce *z-* initial :

evan pour *zuen* = par lui était eu
eban » *zuten* = » eux » »
eueen » *zituen* = » lui étaient eus
ebeen » *zituzten* = » eux » »

ne prouvait que la langue entend bien préfixer l'ablatif à toutes ces 14 formes de l'imparfait.

Cette anomalie dans la construction des troisièmes personnes de l'imparfait ne peut pas encore être expliquée d'une façon satisfaisante.

Il y aurait à vérifier si le *z-* de *zen* et *ziren*, comme dans les formes nos 48, 52, 68 et 72, n'a rien de commun avec *zein* ou *zeñ* = « qui, lequel », ou bien avec *zer* = « quoi ». — En basque, les pronoms interrogatifs et démonstratifs ne sont pas toujours d'un emploi rigoureusement distinct. Ainsi, on peut lire chez Dechepare :

(A 5. 15) *norc cer haci ereyn vilcen dici comunqui* = par qui, quelle semence semée, dans le ramasser elle est eue par vous, ordinairement = Habituellement, quelqu'un récolte la graine qui (est) semée par lui.

(B 8. 9) *sentenciaz eman deçan nori veria* = qu'il soit donné par la sentence à chacun son dû (littéralement : « à qui le sien »).

En Allemagne, aussi, on peut entendre dire : « ja, ich habe (et)welche » pour « solche, einige », et le français dit correctement : « ils prirent qui un couteau, qui une fourchette ».

Quant au *d-* du présent dans *da* et *dire*, ainsi que dans les nos 10 à 16 et 30 à 36, il y aurait à signaler l'expression *deus* avec le sens de « quelque chose », ou plutôt de « rien » sans la négation.

Le changement de la voyelle *-a-* en *-i-* dans *dire* et dans les nos 30 à 36 pourrait être expliqué par l'intercalation du mot *dia* = pluralité, pluriel; son intervention n'était pas indispensable dans *gare, zare*, et *zarete* et dans leurs composés nos 17 à 29, les pronoms préfixés ne laissant aucun doute sur le nombre exprimé par ces formes.

Ce changement de voyelle ne peut être constaté dans *ziren*, dont l'*-i-* est avant tout une des lettres caractéristiques de l'imparfait, affaiblie en *-e-* dans *zen*; mais dans les composés nos 66 à 72, lorsqu'on les compare à la série du singulier, nos 46 à 52, la voyelle *-i-* de pluralité reparaît distinctement dans la syllabe *-it-*. Le *-t-* de cette dernière a déjà été expliqué plus haut comme signe du pluriel (*-te*).

Le cadre restreint de cet article ne permet guère de poursuivre plus loin ces analyses.

On pourra noter encore que l'emploi fréquent et jusqu'à ce jour inexpliqué du participe *izan* = « été » dans la formation des plusque-parfaits du verbe dit transitif, deviendra légitime et seul correct, du moment que le sens exclusivement passif du verbe basque ne sera plus contesté.

De même, les changements énigmatiques de *e-, i-* et *ya* en *-a-* dans la conjugaison des verbes indépendants, qu'on les prenne pour transitifs, ou bien pour intransitifs, — s'imposeront comme absolument justifiés, dès qu'on verra dans leurs préfixes, non de simples initiales de pronoms, mais bien les formes presque intégrales : *naiz, haiz, da, gare, nintzen,* etc., du verbe auxiliaire intransitif.

La théorie du sens absolument passif du verbe basque se trouve corroborée encore par la construction du participe futur, construction ayant toujours pour base le participe passé. Par exemple :

(Dech. B 3. 8) *egarrico* de *egarri*
(Dech. E 2. 6) *ezconduco* » *ezcondu*
(Dech. B 2. 23) *aguerico* » *agueri*
(Dech. B 3. 12) *aguerturen* » *aguertu*
(Dech. C 1. 24) *ebiliren* » *ebili*
(Dech. A 5. 9) *emanen* » *eman*

comme certaines formes du participe présent fréquemment employées dans les dialectes basques d'Espagne :

(Yztueta, Musique, p. 11, en bas) *aurquitutcen*, à côté de *aurquitcen* (p. 14),
(Oih. Prov. N° 345) *tregoatuxenais* (*tregoatutzen naiz*), pour *tregoatzen*,
(Zavala, p. 2, II) *billatutzen* pour *billatzen*; quelques lignes plus loin on trouve même *billatuten*,
(Zavala, p. 18, I) *atzeratuten* pour *atzeratzen*,
(Zavala, p. 24, II) *artuten* pour *artzen*,

puis des supins comme :

(Zavala, p. 28, II) *biurtuteco* pour *biurtzeco*.

Enfin, lorsque le Basque, dans son langage, veut présenter une personne *agissante*, n'est-il pas obligé d'intercaler dans la phrase le mot *ari* — qui signifie « actif, en action », — tout en le conjugant avec l'auxiliaire intransitif *izan, izate* ? Exemples :

(Dech. A 5. 18) *ceren ieyncoa egun oroz ongui ari baycaygu* =
puisque Dieu chaque jour bien en action certes il est à
nous. = puisque Dieu chaque jour nous fait du bien.

(Dech. D 4. 19) *eçi hala ari çaucu Ihesu christo bera ere* =
car ainsi actif il est à nous Jésus-Christ même aussi = car
ainsi nous fait aussi Jésus-Christ même.

(Dech. D 6. 10) *anhiz guiçon ari bada andrez gayzqui erraylen*
= beaucoup homme actif il est, oui, des femmes mal dans
le parler = beaucoup d'hommes parlent mal des femmes.

(Dech. E 2. 8) *nic eztaquit berciac, vana ny ary niz beghatu*
= par moi point il n'est su les autres, mais moi actif je
suis péché = je ne sais pas (comment font) les autres,
mais moi je commets péché.

(Oih. Prov. 64) *bago erorira egurcari gusiac laster ari dira* =
vers hêtre tombé tous les fendeurs de bois vite en action
ils sont = d'un hêtre tombé tous les fendeurs de bois sont
vite occupés.

« Faire le travail » se dit, en basque, *lanian ari izate.*

Dechepare, en écrivant :

(E 1. 16) *honestea bercerena* = le chérir celle d'(un) autre,

(E 2. 4) ... *ereytera hacia* = vers le semer la semence,
voit certainement des accusatifs dans les termes *bercerena* et *hacia*,
mais il ne se permet de pareilles constructions qu'en l'absence du
verbe auxiliaire, dont la présence l'aurait singulièrement gêné, car
l'usage de la langue basque exigerait :

bercerena**ren** *honestea* = le chérir de celle d'un autre,
hacia**ren** *ereytera* = le semer de la semence.

Si déjà, au milieu du XVIe siècle, le prêtre catholique Dechepare
faisait aux langues française, espagnole et latine de telles concessions,
il est à craindre que chez les Basques, nos contemporains, la leçon
du sens exclusivement passif de leur verbe ne rencontrera guère de
sympathies.

Le Français ne dit-il pas également :

« je me *suis* privé de quelque chose »,
en attachant à ce verbe un sens transitif?

Parmi les substantifs composés, on rencontre souvent la terminaison -*dun*, -*duna*, qu'on a l'habitude de traduire par « qui l'a »,
« celui qui l'a ». Exemple :

heuscaldun (Dech. G. 6. 7, I et 11, I) = qui a l'Euskara = (un) Basque,

chapelduna = celui qui a chapeau,

mais il sera rationnel de lire :

heuscar — *da* — *euk* — *n*

Euskara — il est — sens de possession — par qui

ou bien « par lequel (l')Euskara est possédé ». Ainsi, *chapelduna* signifierait : « celui par lequel chapeau est possédé ».

Il est permis de voir également un ablatif dans le pronom relatif représenté par -*n*, puisque dans toutes les formes du présent, les pronoms exprimés ou sous-entendus à cette place fonctionnent comme ablatifs.

Les composés de -*dun*, -*duna* forment leur pluriel en -*dunac*, tandis que la forme indépendante *duen*, *duena*, au pluriel, fait *dutenac*.

A titre de curiosité, on peut signaler la phrase (Dech., dédicace, A 3. 8 à 10) :

> ..... *nola batere ezten assayatu bere lengoage propriaren fauoretan heuscaraz cerbait obra eguitera eta scributan imeitera*,...

dont l'interprétation normale a été entravée par la recherche d'un accusatif, de sorte que le verbe *ezten* a failli passer pour une faute d'impression ; ainsi, la traduction en allemand, qui a été publiée :

> « ... dass es keiner versucht hat, zu Gunsten seiner eigenen Sprache irgend ein Werk auf Baskisch zu verfassen und als Schrift herauszugeben... »

sera plus fidèlement rendue comme suit :

> « ... wie auch nicht ein werk irgendwelch(er Art) zu Gunsten ihrer eigenen Sprache versucht worden ist, auf Baskisch zu verfassen und niederzuschreiben »,...

et pour une version française, on pourrait proposer :

> « ... comment aucune œuvre quelconque en faveur de leur propre langage n'a(it) été essayée à faire en langue basque et à mettre en écrit »...

Parmi les verbes auxiliaires basques, il existe une série de formes (*enazan, badazagu, eztazana, ezak, beza*, etc.), dont le radical paraît être *eza*-, dérivant d'un participe passé *ezan*, suivant la très ingénieuse hypothèse de M. W. J. van Eys (Gramm. Comp., p. 131, 196 à 218).

Interprétées d'après le système admis, ces formes, toujours transitives, ne pouvaient avoir rien de commun avec la conjugaison du verbe *izan*, *izate*, l'auxiliaire intransitif par excellence, et la distinction établie par le savant euskarisant s'appuyait sur de grandes probabilités; mais une classification bien plus naturelle s'imposera, lorsqu'on aura reconnu que ces prétendus dérivés de *ezan* ne sauraient avoir un sens transitif; on verra alors qu'ils appartiennent bien à l'auxiliaire *izan*, et que *naza*, *haza*, *daza*, etc., sont des composés des formes simples *naiz*, *haiz*, *da*, etc., avec le radical *iza(n)*, tout comme des verbes *ibili*, *iduki*, *egon*, *ekarri*, on obtient par le même procédé :

nabil	*habil*	*dabil*, etc.
naduka	*haduka*	*daduka*, etc.
nago	*hago*	*dago*, etc.
nakar	*hakar*	*dakar*, etc.

Cette simplification s'explique par les mêmes principes qui autorisent l'emploi du participe *izan* dans la formation des plusque-parfaits supposés transitifs, et fait comprendre, au surplus, pourquoi le participe passé et l'infinitif d'un verbe *ezan* ne peuvent être en usage.

EXEMPLES

TIRÉS DES POÉSIES DE B. DECHEPARE :

A 3. 21. *imprimi eraci diçaçun.* = qu'ils soient fait imprimer par vous.

A 5. 24. *beguireçan* (pour *heçan*) *perilgucietaric* = que tu sois gardé de tout danger.

A 6. 6. *pensa eçac!* = pensé soit par toi !

A 6. 21. *adoreçac!* = adoré soit par toi !

A 6. 17. *hari eguin albaiteça lehen eçagucia* = à lui peut bien être faite la première reconnaissance.

A 6. 22. *emandiaçan* (familièrement pour *daçan*) *recebice dignia* = qu'il soit donné l'accueil convenable.

A 6. 29. *ailchaiçac veguiac* = levés soient par toi les yeux.

A 7. 16. *ençun yaçadaçu* (pour *diaçadaçu*, forme familière pour *daçadaçu*) *neure oracionia* = écoutée soit à moi par vous ma prière.

A 8. 3.   *enexayac venci enaçan !* = que par mon ennemi je ne sois
pas vaincu.

B 1. 8.   *hongui eguin vadaçagu* = bien fait s'il est par nous = si
nous avons bien agi.

B 4. 8.   *bat bederac pensa veça !* = que par chacun il soit pensé !

B 1. 17.   *hala cinex eztaçana* = celui par qui il n'est pas cru ainsi
= celui qui ne croit pas ainsi.

B 5. 11.   *hala cinhex beça nahi eztenac enganatu* = qu'il soit cru
ainsi par celui par lequel il n'est pas désiré d'être
trompé.

B 6. 6.   *chor erho eztaçaia (eztaçac-la)* = que personne ne soit
tué par toi.

C 7. 17.   *io ezteçan yfernuco vidia* = que le chemin de l'enfer ne
soit pas battu (fréquenté).

E 7. 15.   *bada vci albaynençac yxilic* = mais je pourrais bien être
laissée tranquille par toi.

E 3. 3.   *harc banença onhexi* = que par elle je fusse chéri.

D 6. 4.   *çuc dreça naçaçu* = par vous dressé que je sois par vous.

D 7. 6.   *harc haz ezpaguiniça* = si par elle nous ne sommes pas
nourris.

Lors de la traduction en allemand (commencée en 1886) des
Poésies de B. Dechepare, l'existence supposée d'un verbe transitif
dans la langue basque créa de nombreuses obscurités qui s'opposaient
à la version fidèle et intelligible du texte, et le besoin de faire dis-
paraître ces difficultés provoqua les recherches dont ce travail est
le résumé.

Elles ont eu pour point de départ la déclaration de Chaho (Gram.
Eusk., 1836, p. 82), que *dut* devait être lu **da-houra-t**, et, pour
encouragement, la lecture du remarquable travail de M. le Dr Friedrich Müller « Ueber die Sprache der Basken » (der
Sprachwissenschaft, Wien, 1885, III, 2, I, p. 1-48).

Bordeaux, le 24 décembre 1890.

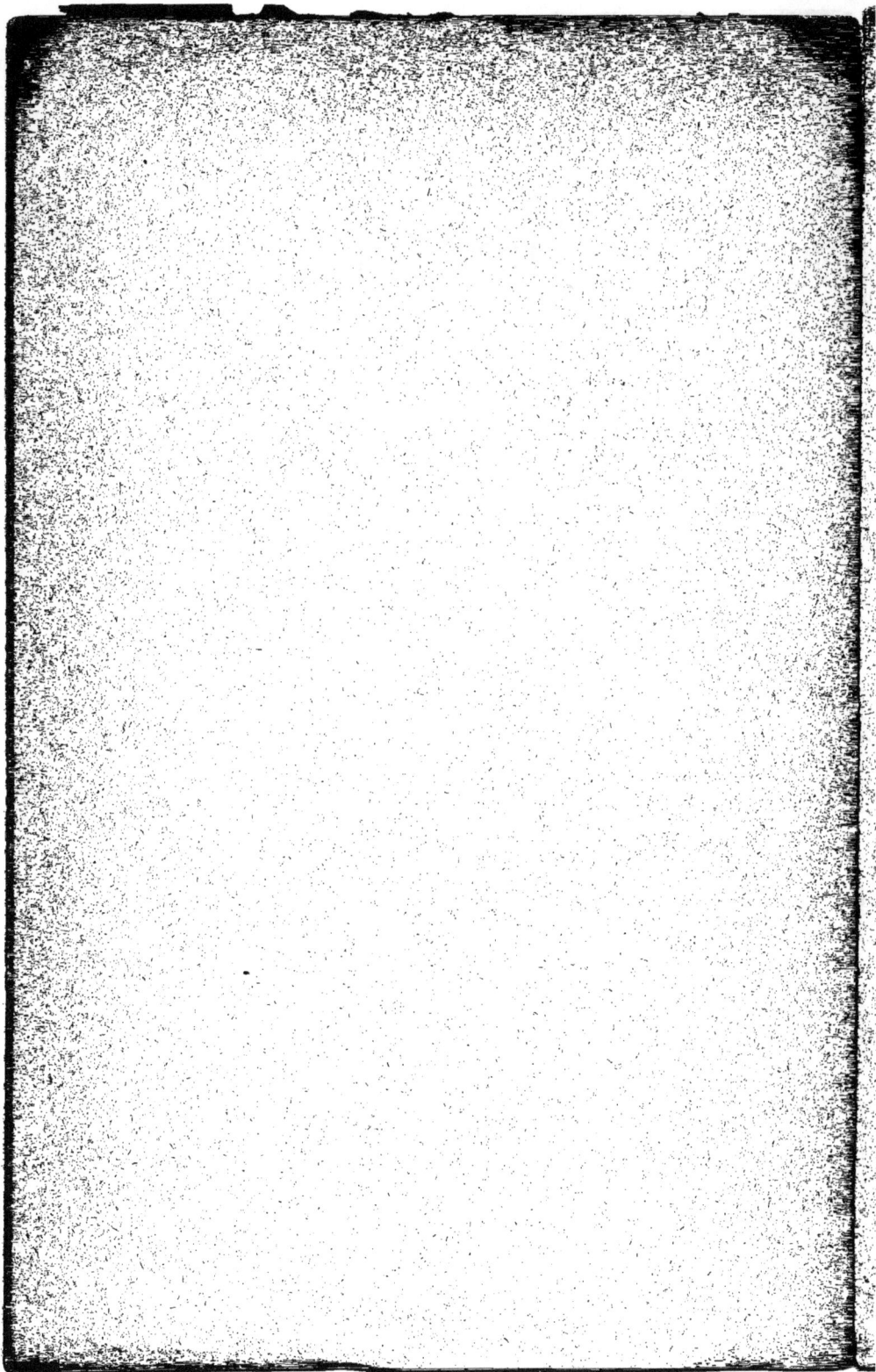

BESITZT

DIE BASKISCHE SPRACHE

ein transitives Zeitwort, oder nicht?

V. STEMPF

Bordeaux, den 24[ten] December
1890

Parmiles verbes auxiliaires basques, il existe une série de formes (*enazan, badazagu, eztazana, ezak, beza,* etc.), dont le radical paraît être *eza*-, dérivant d'un participe passé *ezan,* suivant la très ingénieuse hypothèse de M. W. J. van Eys (Gramm. Comp.; p. 131, 196 à 218).

Interprétées d'après le système admis, ces formes, toujours transitives, ne pouvaient avoir rien de commun avec la conjugaison du verbe *izan, izate,* l'auxiliaire intransitif par excellence, et la distinction établie par le savant euskarisant s'appuyait sur de grandes probabilités; mais une classification bien plus naturelle s'imposera, lorsqu'on aura reconnu que ces prétendus dérivés de *ezan* ne sauraient avoir un sens transitif; on verra alors qu'ils appartiennent bien à l'auxiliaire *izan,* et que *naza, haza, daza,* etc., sont des composés des formes simples *naiz, haiz, da,* etc., avec le radical *iza(n),* tout comme des verbes *ibili, iduki, egon, ekarri,* on obtient par le même procédé :

nabil	habil	dabil, etc.
naduka	haduka	daduka, etc.
nago	hago	dago, etc.
nakar	hakar	dakar, etc.

Cette simplification s'explique par les mêmes principes qui autorisent l'emploi du participe *izan* dans la formation des plusque-parfaits supposés transitifs, et fait comprendre, au surplus, pourquoi le participe passé et l'infinitif d'un verbe *ezan* ne peuvent être en usage.

EXEMPLES

TIRÉS DES POÉSIES DE B. DECHEPARE :

A 3. 21. *imprimi eraci-diçaçun* = qu'ils soient fait imprimer par vous.

A 5. 24. *beguireçan* (pour *heçan*) *perilguicietaric* = que tu sois gardé de tout danger.

A 6. 6. *pensa eçac !* = pensé soit par toi !

A 6. 21. *adoreçac !* = adoré soit par toi !

A 6. 17. *hari eguin albaiteça lehen eçagucia* = à lui peut bien être faite la première reconnaissance.

A 6. 22. *emandiaçan* (familièrement pour *daçan*) *recebice dignia* = qu'il soit donné l'accueil convenable.

A 6. 29. *ailchaiçac veguiac* = levés soient par toi les yeux.

A 7. 16. *ençun yaçadaçu* (pour *diaçadaçu*, forme familière pour *daçadaçu*) *neure oracionia* = écoutée soit à moi par vous ma prière.

A 8. 3. *eneçayac venci enaçan!* = que par mon ennemi je ne sois pas vaincu.

B 1. 8. *hongui eguin vadaçagu* = bien fait s'il est par nous = si nous avons bien agi.

B 4. 8. *bat bederac pensa veça!* = que par chacun il soit pensé!

B 1. 17. *hala cinex eztaçana* = celui par qui il n'est pas cru ainsi = celui qui ne croit pas ainsi.

B 5. 11. *hala cinhex beça nahi eztenac enganatu* = qu'il soit cru ainsi par celui par lequel il n'est pas désiré d'être trompé.

B 6. 6. *ehor erho eztaçala* (*eztaçac-la*) = que personne ne soit tué par toi.

C 7. 17. *io ezteçan yfernuco vidia* = que le chemin de l'enfer ne soit pas battu (fréquenté).

E 7. 15. *bada vci albaynençac yxilic* = mais je pourrais bien être laissée tranquille par toi.

E 3. 3. *harc banença onhexi* = que par elle je fusse chéri.

D 6. 4. *çuc dreça naçaçu* = par vous dressé que je sois par vous.

D 7. 6. *harc haz ezpaguiniça* = si par elle nous ne sommes pas nourris.

Besitzt die Baskische Sprache ein transitives Zeitwort, oder nicht?

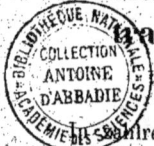

In zahlreichen Lehrbüchern der baskischen Sprache, auch in Pater Larramendi's Grammatik, ist ausgesprochen, dass im Baskischen das Participium perfecti häufig als Infinitiv praesentis gebraucht werde.

So erklärt auch Wilhelm von Humboldt, welcher sich in seinen Berichtigungen und Zusätzen zu Vater's Mithridates (Berlin 1817) vornehmlich mit dem guipuzcoanischen Dialect beschäftigte, die Verbalformen desselben auf - *tu* für Infinitive des Praesens, während im labortanischen Dialect die Infinitive auf - *tea* und - *tcea* auslauten sollen (S 10. § 11).

Seitdem ist allerdings die Regel zur Geltung gelangt, dass die Endsilbe - *tu* in allen Dialecten ein Participium perfecti kennzeichnet und ihren Infinitiv, ebenfalls in allen Dialecten, regelmässig auf - *tce* (- *ize*) bildet.

Das beigefügte - *a* ist der bestimmte Artikel, welcher, wie im Deutschen der sächliche Artikel « das », aus dem Infinitiv ein Hauptwort im Nominativ der Einzahl der bestimmten Declination macht. Z. B. *garbitu* = gereinigt; *garbitze* = reinigen; *garbitzea* = das Reinigen.

Die Infinitive auf - *te* gehören den Verben an, deren Participia perfecti auf - *i* und - *n* endigen.

Da diese Regeln Ausnahmen zulassen und ausserdem eine kleine Zahl von Zeitwörtern auf - *e*, - *l*, - *o* etc. in der Bildung des Infinitivs überhaupt keiner Regel folgt, so ist es zur Gewohnheit geworden, bei Anführung von Verben nicht den Infinitiv, sondern das Participium perfecti zu nennen, von welchem der Infinitiv meistens richtig abzuleiten ist, während letzterer sein Participium perfecti nicht immer mit Sicherheit erkennen lässt.

Dies mag einer der Gründe sein, welche den Glauben befestigt haben; die Form der baskischen Participia perfecti werde auch als Variante des Infinitiv's praesentis gebraucht.

Ausserdem verbindet die baskische Conjugation das Hilfszeitwort nur im Indicativ gezwungener Massen mit Participien und verwendet an deren Stelle in allen anderen Modis meistens Radicale.

Dies veranlasst bei den Verben auf - *n*, deren Radical mit dem Participium perfecti ein- und dieselbe Form hat, leicht begreifliche, aber verhängnissvolle Verwechslungen. Man vergleiche :

> *ioan* (Radical) *adi!* = gehe! (Dechepare A 6. 4.)
> *ioan* (Partic. perf.) *ezpaninz* = wenn ich nicht gegangen
>   wäre. (F 8. 20.)
> *nahi du inquin* (Radical, Optativ) = er will wissen (Oihenart,
>   Prov. 651.)
> *eta ez iaquin* (Radical) *non daten ostatuya!* = und nicht
>   erfahren können, wo die Herberge sein wird. (Dech.
>   C 7. 12.)
> *iaquin* (Partic. perf.) *vahu* = wenn du es gewusst hättest.
>   (F 8. 10.)
> *ezpa eman* (Radical) *ordayna* = wenn (Ihr) nicht Entschä-
>   digung geben (*wollt*). (E 8. 5.)
> *eman* (Partic. perf.) *escuetara* = in die Hand gegeben.
>   (Oihen. Poés. S. 47.);

dagegen :

> *eskentu du* (Indicativ) = er hat es angeboten;
> *eskent hadi!* (Impérativ) = biete dich an!
> *galdu duke* (Indicativ) = er wird es verloren haben;
> *gal lezan* (Subjunctiv) = dass er es verlöre;
> *ikhousi duzu* (Indicativ) = Ihr habt ihn gesehen;
> *aineza ikhous!* (Votiv) = wenn ich ihn doch sähe!

Die Radicale auf - *n* könnten, wie man später sehen wird, unter gegebenen Umständen auch als Participia perfecti gelesen werden, niemals aber als wirkliche Infinitive.

Nun enthalten aber die baskischen Texte eine grosse Anzahl solcher Participia perfecti, welche in Verbindung mit einem transitiven Zeitwort trotzdem für Infinitive erklärt werden müssten, wenn man das Hilfszeitwort nicht im passiven Sinne auffasste und z. B. :

5

Nic hura nola nahi nuque harc bançnça **onhexi** (Dechepare, E 3, 3.)

mit : « *Wie sie von mir (geliebt wird), so würde von mir gewünscht,
dass ich von ihr geliebt würde* », — übersetzte, anstatt nach der
Schablone : « *Wie ich sie (liebe), so möchte ich wünschen, dass sie
mich lieben würde;* oder

Guiçonec **vei** *valiçate, elaydite faltaric* (Dech. D 6, 9.)

mit : « *Wenn sie von den Männern (in Ruhe) gelassen würden,
würde von ihnen kein Fehl begangen werden* », — anstatt der weit
undeutlicheren Lesart : *Wenn die Männer sie (in Ruhe) lassen
würden, würden sie keinen Fehler begehen.*

Anerkannt ist bereits, dass der sogenannte active Nominativ auf - *k*,
resp. *ek* (- *c*, resp. - *ec*) zuweilen die Rolle eines Ablativ's oder
Instrumentalis übernimmt und nur durch diese Erklärung ver-
ständlich wird. Z. B.

(Dech., C 5, 12.) *verac ordenatuya* = die von ihm selbst
bestimmte,

(Dech., D 5, 12.) *iangoycoac emanic* = von Gott gegeben.

Warum sollte man diesem Casus eine gleiche Bedeutung nicht
immer geben dürfen, wenn diesebe den Weg bahnt, um bisher
unerklärte Eigenthümlichkeiten der baskischen Conjugation in be-
friedigender Weise zu lösen?

Dann wird aber auch die Folgerung unabweisbar sein, dass das
Baskische überhaupt kein **transitives,** ja nicht einmal ein
actives Zeitwort besitze und keinen Accusativ kenne. — In der
baskischen Conjugation wird demnach dem Hilfszeitwort : *izate* =
« sein » die Hauptrolle zukommen.

Nun ist aber die Conjugation des sogenannten transitiven Hilfszeitworts augenscheinlich durch Zusammenstellung der Formen von
izan, izate mit einem Radical *ukan, eduk* oder *euk* gebildet, welch'
letzteres oft bis zum Verschwinden zusammenschrumpft. Man vergleiche nur :

PRÆSENS :

Nafz — ich bin.........

1.	**Nauk** — du hast mich	naiz	nauk		ich bin gehabt von dir.
2.	**Nau** — er, sie, es hat mich		(?)		(ihn).
3.	**Nauzu** — Ihr (sing.) habt mich		zuk......		Euch (s.).
4.	**Nauzue** — ihr (plur.) —		zuek.....		euch (p.).
5.	**Naute** — sie haben mich	haiz	(?) (-te).		(ihnen).

Haiz — du bist.........

6.	**Haut** — ich habe dich		nik......	du bist	mir.
7.	**Hau** — er, sie, es hat dich		(?)		(ihn).
8.	**Haugu** — wir haben dich		guk......		uns.
9.	**Haute** — sie haben dich.........	da	(?) (te).		(ihmen).

Da — er, sie, es ist.........

10.	**Daut** — ich habe ihn, sie, es		nik......	er ist	mir.
11.	**Dauk** — du hast —		lik......		dir.
12.	**Dau** — er, sie, es, hat ihn, sie, es		(?)		(ihn).
13.	**Daugu** — wir haben ihn, sie, es		guk......		uns.
14.	**Dauzu** — Ihr (s.) habt —		zuk......		Euch (s.).
15.	**Dauzue** — ihr (p.) habt —		zuek.....		euch (p.).
16.	**Daute** — sie haben —	gare	(?) (te)	wir sind	(ihnén).

Gare — wir sind.........

17.	**Gaituk** — du hast uns		hik......	wir sind	dir.
18.	**Gaitu** — er... hat uns		(?)		(ihn).
19.	**Gaituzu** — Ihr (s.) habt uns........		zuk......		Euch (s.).
20.	**Gaituzue** — ihr (p.) —		zuek.....		euch (p.).
21.	**Gaitude** — sie haben uns......	zare	(?) (te).		(ihren).

Zare — Ihr (s.) seid.........

22.	**Zaitut** — ich habe Euch (s.).........		nik......	Ihr seid	mir.
23.	**Zaitu** — er..... hat —		(?)		(ihm).
24.	**Zaitugu** — wir haben —		guk......		uns.
25.	**Zaitute** — sie —		(?) (te).		(ihnen).

Zarete — ihr (p.) seid...

26. **Zaituztet** — ich habe euch (p.).....	*zarete ukan nik*.....	ihr seid gehabt von mir.	*nik*.....	(ihm).
27. **Zaiuzte** — er... hat	(?)		*guk*.....	uns.
28. **Zaituztegu** — wir haben			*guk*.....	(ihnen).
29. **Zaituztee** — sie	(?) (*te*).		*nik*.....	mir.
30. **Ditut** — ich habe sie (p.)......... *dire*		sie sind	*hik*.....	dir.
31. **Dituk** — du hast				(ihm).
32. **Ditu** — er... hat	(?)		*guk*.....	uns.
33. **Ditugu** — wir haben			*zuk*.....	Euch (s.).
34. **Dituzu** — Ihr (s.) habt			*zuek*.....	euch (p.).
35. **Dituzue** — ihr (p.)			(?) (*zte*)	(ihnen).
36. **Dituzte** — sie haben				

Dire — sie sind.........

sämmtlichen 36 Nummern repräsentiren die Anfangsbuchstaben das intransitive Hilfszeitwort und müssen dennach das Subject des Satzes, d. h. einen Nominativ enthalten. — Warum sollte auch, ohne Noth, das Subject hintangestellt werden und ein Accusativ zu Anfang stehen?

Die Fürwörter erster und zweiter Person, deren Initialen einer Anzahl der citirten Formen hintangefügt sind, entsprechen den sogenannten activen Nominativen *nik, hik, guk, zuk* und *zuek*, welche das Verbum häufig noch isolirt begleiten, also doppelt ausgedrückt sind. — Ist aber dieser Casus in Wirklichkeit ein Ablativ, so müssen auch die Fürwörter am Ende des Hilfszeitworts Ablative sein.

An der dritten Person, Einzahl und Mehrzahl (N° 2, 5, 7, 9, 12, 16, 18, 24, 23, 25, 27, 29, 32 und 36), sind diese Ablative nicht durch Pronominalsuffixe kenntlich gemacht und ihre Abwesenheit müsste auffallen, so lange man in ihnen Nominative sah; man begnügte sich aber mit der Erklärung, dass die indifferente dritte Person sich durch das Fehlen ihres Pronomens kennzeichne.

In Wahrheit steht der Nominativ zu **Anfang** der citirten Verbalformen und das Verbum ist **passiv.**

8

Dau bedeutet also nicht : « er, sie, es, man hat ihn, sie, es », sondern ; « er, sie, es, man wird gehabt » ohne dass die Angabe « von wem » in allen Fällen nothwendig wäre; will man dieselbe geben, so geschieht es durch Anfügen der Fürwörter ; - *t*, - *k*, - *gu*, - *zu* und - *zue*. — So wird auch aus *ekarri* = getragen, *ekarte* und *ekartze* = tragen, bringen, Radical *ekar* = Begriff des Tragens und Getragen werdens :

> *dakar (da - ekar)* = er wird getragen,
> *nakarzu (naiz - ekar - zu)* = ich werde von Euch getragen,
> *zakart (zdre - ekar - t)* = Ihr werdet von mir getragen,

Will man als Ablativ eine **dritte** Person oder Sache ausdrücklich bezeichnen, so spricht man ihren Namen, Titel, etc. als Ablativ auf - *k* in Begleitung des Zeitworts aus, oder aber man bedient sich des Demonstrativ - Pronomens. Ein persönliches Fürwort der 3ten Person scheint die baskische Sprache nicht zu besitzen. Z. B. :

> (Dech. E 6. 10.) *harc ene eztu axolic* = von ihr [es] wird um mich keine Sorge gehabt = sie hat um mich keine Sorge.
> (Dech. E 7. 20.) *guiçon hunec oray nuya heben laydoz veteren* = werde ich jetzt hier von diesem Menschen mit Schande im erfüllen gehabt werden? = wird mich dieser Mensch jetzt hier mit Schande bedecken. — *Nuya* = *nu* = « ich werde gehabt », eingeschobenes -*y*- und -*a* = Frage ; — *veteren* = Participium futuri von *vete* = anfüllen.
> (Dech. E 3. 21.) *articarrac bercetaric abantailla darama* = vom Morgenstern wird vor den Anderen (Sternen) der Vortheil davon getragen = der Morgenstern trägt vor den anderen den Vortheil davon. — *Darama* = 3te Person sing. praes. indic. von *eraman* = weggeführt, fortgetragen, *eramate* = wegführen; Causativ von *eman, ema(i)te* = geben. *Da - erama(n)*.
> (Dech. A 5. 20/21) *beqhatuyac vqhenen du punicione* = von dem Sünder wird Strafe gehabt werden = der Sünder wird Strafe erhalten.
> (Dech. A 3. 25/26) *eta bascoec, bercec beçala, duten cerbait doctrina,..* = und damit von den Basken, wie von den Andern, irgend eine Doctrin gehabt werde (genauer : « wird ») = und damit die Basken, wie die Anderen (Voelker) auch eine Doctrin besitzen. — *Duten* = *dute* (siehe oben, Form 16. *daute*) und -*n* = dass.

Hinsichtlich der 36 Formen obigen Paradigma's sei noch gesagt, dass natürlich diejenigen Varianten gewählt wurden, welche den Beweis der in Rede stehenden Behauptungen am meisten fördern. Dass z. B. aus *daut* durch Ausfall des *a* = *dut*, oder durch Contraction *dot* und sogar *det* geworden, ist für die Zwecke dieser Arbeit gleichgültig.

Bei N° 1, 11, 17 und 31 verdichtet sich das *h* von *hik* zu *k*. Bei N° 6, 10, 22, 26 und 30 wäre *nik* das heute gebräuchliche persönliche Fürwort erster Person singularis; ein mit *t* - beginnendes kennt man nicht mehr.

Das - *te* in der 3ten Person pluralis, N° 5, 9, 16, 21, 25 bis 29 und 36, ist kein Fürwort, sondern nur ein Pluralzeichen, welches, nach Mahn, an das bekannte Pluralzeichen - *eta* erinnert. Ebenso ist das bei N° 26 bis 29 und 36 eingeschobene *z* als ein Pluralzeichen anzusehen.

Da die ursprünglichen Pluralformen der 2ten Person, N° 3, 14, 19, 22 bis 25 und 34 (wie auch *zare*) später, wie das französische « vous » und das im Deutschen nun fast abgekommene « Ihr », als höfliche Anrede einer einzelnen Person gebraucht wurden, hat sich im Baskischen eine zweite Form der Mehrzahl in N° 4, 15, 26 bis 29 und 35 (auch *zarete*) für den wirklichen Plural ausgebildet.

Eine in's Auge fallende Eigenthümlichkeit der baskischen Sprache will, dass in keiner Verbalform dieselbe Person in Nominativ und Ablativ (oder, nach geltender Anschauung, in Accusativ und Nominativ) gleichzeitig vertreten sei, daher die Formen *naut, hauc* etc. nicht existiren.

Das **IMPERFECTUM** lautet :

Niutzen — ich war .....

37. **Niutukan** — du hattest mich....... — viniizen vkan luk·n — ich war gehabt von dir (ihm).
38. **Niutuen** — er hatte .... — (?) — Euch.
39. **Niutuzen** — Ihr s. hattet — zuk — euch.
40. **Niutuzuen** — ihr p. — zuek — (ihnen).
41. **Niutuzien** — sie hatten — (?) — mir.

(H)intzen — du warst.

42. **(H)indudan** — ich hatte dich...... — (h)intzen — nik — du warst — (ihm).
43. **Hintuen** — er — (?) — uns.
44. **Hintugun** — wir hatten — guk — (ihnen):
45. **Hintuzien** — sie — (?)

Zen — er, sie, es war.....

46. **Nuen** — ich hatte es .... — nik — vkan n — von mir gehabt war.
47. **Huen** — du hattest es...... — hik — dir
48. **Zuen** — er hatte es...... — z ? — ihm'.
49. **Ginuen** — wir hatten es... — guk — uns
50. **Zinuen** — Ihr s. hattet es..... — zuk — Each
51. **Ziuuien** — ihr·p. — zuek — euch
52. **Zuien** — sie hatten .... — z·? — ihmen

Giñen — wir waren.....

53. **Ginduyan** — du hattest uns .... — giñen — hik n — wir waren — von dir.
54. **Ginduen** — er hatte — (?) — (ihm).
55. **Ginduzun** — Ihr s. hattet — zuk — Euch.
56. **Ginduzuen** — ihr p. — zuek — euell.
57. **Ginduzien** — sie hatten — (?) — (ihnen).

Ziñen — Ihr s. wart.....

58. **Zintidan** — ich hatte Euch s. — ziñen — nik — Ihr wart — mir,
59. **Zintuen** — er — (?) — (ihm).
60. **Zintugun** — wir hatten — guk — uns.
61. **Zintuzien** — sie — (?) — (ihnen).

		züñeten ukan nik n	ihr wart gehabt von mir.
Zäñeçen — ihr. p. wart...	62. **Zintuztedam** — ich hatte euch p.		— ihr wart gehabt von mir.
	63. **Zintuzten** — er	(?)	(ihm).
	64. **Zintuztegun** — wir hatten	guk	uns.
	65. **Zintuzteten** — sie	(?)	(ihnen).
Ziren — sie waren......	66. **Nituen** — ich hatte- sie p.	nik ukan n	von mir n
	67. **Hituen** — du hattest	hik	dir
	68. **Ztuen** — er hatte	z?	ihm
	69. **Ginituen** — wir hatten	guk	uns
	70. **Zintuen** — Ihr s. hatet	zuk.	Euch
	71. **Zintuzten** — ihr p.	zuek	euch
	72. **Zituzten** — sie hatten	z?	ihnen

Auch dieses Tempus ist regelmässig nach dem Schema des Praesens mit Hilfe des Imperfects des intransitiven Hilfszeitworts *izan, izate* entstanden, nur in der dritten Person (N° 46 bis 52 und 66 bis 72) ist eine Unregelmässigkeit wahrzunehmen : der Nominativ « er, sie, es » ist nicht ausgedrückt und der Ablativ wird vorangestellt. Dass wir es aber wirklich hier mit Ablativen zu thun haben, darüber lassen folgende Beispiele keinen Zweifel :

(Dech. E 8. 17.) *Nic veharren muyen gauça daramaçu çurequila* = Der Gegenstand, welcher vor mir am nöthigsten gehabt wurde, wird von Euch mit Euch entführt = Den Gegenstand, welchen ich am nöthigsten hatte, entführt Ihr mit Euch.

(Oih. Poés. 19. 9.) *Alçaçen darote nic nuen maitena* = die liebste, welche vor mir gehabt wurde, sie ist mir von ihnen im entführen gehabt = sie entführen mir die, welche ich am liebsten hatte.

In den Formen N° 48, 52, 68 und 72 mit Ablativ (und Nominativ?) der dritten Person :

zuen = von ihm wurde gehabt
zuten = — ihnen — —
zituen — ihm — Mehrzahl gehabt
zituzten — ihnen — — —

könnte man versucht sein, das *z* - als Nominativ zu lesen und den Ablativ als fehlend anzusehen, allein der biscayische Dialect belehrt uns durch Weglassung auch dieses *z* - (*euan, eban, eueen, ebern*) dass die Sprache consequent in diesen 14 Personen des Imperfect's den Ablativ, und nicht den Nominativ voranstellt.

Die Construction der dritten Personen des Imperfect's scheint noch keine befriedigende Erklärung gefunden zu haben.

Ob das *z* - bei *zen* und *ziren* und den Formen N° 48, 52, 68 und 72 mit *zein* (auch *zeñ*) = « wer, welcher » oder mit *zer* = « was » etwas gemein hat, sei dahingestellt. Die Pronomina interrogativa und demonstrativa sind im Baskischen nicht sehr scharf auseinandergehalten. So liesst man bei Dechepare :

(A 5. 15.) *norc cer haci ereyn vilcen dici comunqui* = von wem, welcher Samen gesaet, im Einsammeln er wird von Euch gehabt, gewöhnlich = gewöhnlich wird von Einem (dem) derjenige Same eingeheimst, welcher gesäet (worden ist).

Auch in Deutschland hört man : « Ja, ich habe (et)welche » (für « solche, einige »), und der Franzose sagt correct : « Ils prirent, qui un couteau, qui une fourchette » = « der eine nahm ein Messer, der andere eine Gabel ».

Was das *d* - des Praesens bei *da* und *dire*, sowie bei N° 10 bis 16 und 30 bis 36 betrifft, so sei auf das Wörtchen *deus* aufmerksam gemacht, welches « etwas » bedeutet.

Die Umwandlung des - *a* - in - *i* - bei *dire* und folglich auch bei N° 30 bis 36 könnte vielleicht durch Einschaltung des Wortes *dia* = « Menge, Mehrzahl », hervorgerufen sein; seine Dazwischenkunft war bei *gare, zare, zarete* und deren Zusammensetzungen N° 17 bis 29 nicht von nöthen, da die Fürwörter bereits den Plural unverkennbar machen.

Bei *ziren* kann eine Vocalveränderung nicht constatirt werden, da das - *i* - dem Imperfectum eigenthümlich ist und auch bei *zen* wohl nur von - *i* - zu - *e* - abgeschwächt wurde; doch bei den Nummern 66 bis 72, wenn man dieselben mit dem Singular N° 46 bis 52 vergleicht, tritt das - *i* - der Mehrzahl in der Silbe - *it* - wieder

deutlich zu Tage. Das - t - der letzteren ist als Pluralzeichen (- te)
bereits besprochen.

Diese Untersuchungen durch die ganze Conjugation hindurch
fortzuführen ist bei dem beschränkten Rahmen dieses Aufsatzes
nicht gut möglich.

Es sei noch erwähnt, dass die häufige und bisher unverständliche
Verwendung des Participium's *izan* = « gewesen », bei Bildung des
Plusquamperfectum's des sogenannten transitiven Zeitworts, ganz
legitim wird und allein richtig ist, sobald bewiesen werden kann,
dass das baskische Verbum ausnahmslos *passiv* aufzufassen ist.

Auch die bisher unerklärte, frequente Vocalwandlung von *e-, i-*
und *ya-* in reines *-a-* bei der Conjugation der selbständigen
Zeitwörter, gleichviel ob für transitiv oder intransitiv gehalten, wird
ganz einleuchtend, sobald bei der Analyse der Formen nicht nur
Initialen von Fürwörtern in Verbindung mit dem Radical gefunden
werden, sondern die ganze Conjugation des Hilfszeitworts: *naiz, haiz,
da, gare, nintzen* etc. als dem Radical vorangestellt angesehen
werden kann.

Ein weiterer Umstand, welcher auf den passiven Sinn des baskischen Zeitworts hinweist, ist ferner, dass auch dem Participium
futuri das Participium perfecti zu Grunde gelegt ist. Z. B. :

    (Dech. B 3. 8) *egarrico*   von *egarri*
    (Dech. E 2. 6) *ezconduco*   — *ezcondu*
    (Dech. B 2. 23) *aguerico*   — *agueri*
    (Dech. B 3. 12) *aguerturen* — *aguertu*
    (Dech. C 1. 24) *ebiliren*   — *ebili*
    (Dech. A 5. 9) *emanen*   — *eman*

und dass in den spanischen Dialecten sogar Participia praesentis
wie :

    (Yztueta Musik pag. 11, unten) *aurquitutcen*, neben *aurquitcen*
       (pag. 14),
    (Oih. Prov. N° 345) *tregoatuxenais* (*tregoatutzen naiz*), für
       tregoatzen,
    (Zavala pag. 2, II) *billatutzen*, für *billatzen;* einige Zeilen
       weiter unten sogar *billatuten,*
    (Zavala p. 18, I) *atzeratuten*, für *atzeratzen,*
    (Dto p. 24, II) *artuten*, für *artzen,*

und Supina wie :

    (Zavala p. 28, II) *biurtuteco*, für *biurtzeco,*
vorkommen.

14

Bezeichnend ist ferner, dass der Baske, wenn er eine Person wirklich « handelnd » auftreten lassen will, zu dem Wörtchen *ari* = « thätig » seine Zuflucht nehmen und dasselbe mit dem intransitiven Hilfszeitwort *izan, izate* = « sein » conjugiren muss. Z. B. :

(Dech. A 5. 18) *ceren ieyncoa egun oroz ongui ari bayçaygu* = weil Gott an jedem Tage wohl thätig er ist uns ja = weil ja Gott uns täglich Gutes thut.

(Dech. D 4. 19) *eci hala ari çaucu Ihesu christo vera ere* = denn so thätig er ist uns Jesus Christus selbst auch = denn so thut uns auch Jesus Christus.

(Dech. D 6. 10) *anhiz guiçon ari bada andrez gayzqui errayten* = viel Mann thätig er ist über die Frauen im böse reden = viele Männer thun von den Frauen schlecht reden = verläumden die Frauen.

(Dech. E 2. 8) *nic eztaquit berciac, vanà ny ary niz beqhatu* = von mir wird es nicht gewusst die Andern, aber ich bin thätig versündigt = ich weiss nicht (wie) die Andern (thun), aber ich begehe Sünde.

(Oih. Prov. 64) *bago erorira egurcari gusiac laster ari dira* = nach der gefallenen Buche hin sind alle Holzmacher geschwindt thätig = an der gefallenen Buche sind alle Holzmacher ungesäumt beschäftigt.

« Die Arbeit thun » heisst auf Baskisch *lanian ari izate* = in der Arbeit thätig sein.

Wenn Dechepare schreibt :

(E 1. 16) *honestea bercerena* = die (Frau) eines Anderen zu lieben, genauer : « das Lieben die eines Andern »,
(E 2. 1) ... *ereytera hacia* = zu säen den Samen,

so sieht er in den Worten *bercerena* und *hacia* offenbar Accusative, allein er erlaubt sich solche Constructionen nur in Abwesenheit des Hilfszeitworts, dessen Gegenwart ihn gestört haben würde. Die baskische Sprachregel verlangt :

*bercerena**ren** honestea* = das Lieben der des Andern
*hacia**ren** ereytera* = zum Säen des Samens.

Wenn schon in der Mitte des 16ten Jahrhunderts der katholische Pfarrer Dechepare dem Französischen, Spanischen und Lateinischen solche Zugeständnisse machte, so ist zu fürchten, dass bei den heutigen Basken die Lehre von dem vollständig passiven Sinne ihres Zeitworts nur wenigen Sympathien begegnen wird.

Sagt nicht auch der Franzose :

« je me *suis* privé de quelque chose » = « ich *habe* mir etwas versagt »,

und glaubt ein transitives Zeitwort gebraucht zu haben.

Die in zusammengesetzten Substantiven häufig gebrauchte Endung ... *dun*, ... *duna*, welche man zu übersetzen pflegt : « welcher, ... e, ... es ihn, sie, es hat », z. B.

heuscaldun (Dech. G 6. 7/1 und 11/1) = welcher (das) Heus-cara hat,

chapelduna = der, welcher Hut hat, —

wird gelesen werden müssen :

| *heuscal* | *da* | *euk* | *n* |

« Heuskara, es ist, Begriff des Besitzens, von welchem » oder : « von welchem das Euskara gehabt wird ». *Chapelduna* demnach : « der, von welchem Hut gehabt wird ».

In dem Zeichen des Relativpronomen's -*n* ist ebenfalls ein Ablativ zu sehen, da im Praesens sämmtliche Fürwörter an dieser Stelle, seien sie ausgedrückt, oder nicht, Ablative sind.

Die Composita auf ... *dun*, ... *duna* bilden ihren Plural auf ...*dunac*, während die unabhängige Form *duen*, *duena* in der Mehrzahl *dutenac* lautet.

Als Curiosum sei noch mitgetheilt, dass in dem Satze (Dech. Widmung A 3. 8 bis 10) : ... *nola batere ezten assayatu bere lengoage propriaren fauoretan heuscaraz cerbait obra eguitera eta scribatan imeitera*,... das Suchen nach einem Accusativ sogar das richtige Verständniss des intransitiven Zeitworts *ezten* verhindert hat, und man nahe daran war, *ezten* für einen Druckfehler zu halten. Die Uebersetzung in's Deutsche :

« ... dass es keiner versucht hat, zu Gunsten seiner eigenen Sprache irgend ein Werk auf Baskisch zu verfassen und als Schrift herauszugeben... »

müsste also wie folgt lauten :

« ... wie auch nicht ein Werk irgend welch(er Art) zu Gunsten ihrer eigenen Sprache versucht worden ist, auf Baskisch zu verfassen und niederzuschreiben »,...

und auf Französisch :

16

«... comment aucune œuvre quelconque en faveur de leur
propre langage n'a(it) été essayée à faire en langue basque
et à mettre en écrit »,...

Die vorliegende Studie ist, bei Gelegenheit der 1886 begonnenen
Uebersetzung Dechepare's, durch die zahlreichen Schwierigkeiten
veranlasst worden, welche sich einer verständlichen Uebertragung
in's Deutsche und Französische entgegenstellten, so lange der Glaube
an das Vorhandensein eines transitiven Zeitworts im Baskischen für
unantastbar galt. Chaho's Ausspruch, (Gram. Eusc. 1836, p. 82),
dass *dut* = **da**-*hura*-**t** zu lesen sei, gab den Anstoss zu den
vorstehenden Ausführungen, deren Beendigung durch die Kennt-
nissnahme von der vorzüglichen Arbeit des Herrn Dr Friedrich
Müller, « Ueber die Sprache der Basken » (Grundriss der Sprachwissenschaft, Wien, 1885, III. 2. I. p. 1-48) wesentlich erleichtert
worden ist.

Bordeaux, den 24ten December 1890.

www.ingramcontent.com/pod-product-compliance
Lightning Source LLC
Chambersburg PA
CBHW060506210326
41520CB00015B/4124